PUBLICATIONS DU *PROGRÈS MÉDICAL*

DE

# LA NÉVRITE RÉTROBULBAIRE

## CONSÉCUTIVE A L'INFLUENZA

PAR

## Le Dr ÉPERON

Médecin - oculiste à Lausanne ( Suisse ).

PARIS

Aux Bureaux du PROGRÈS MÉDICAL

14, rue des Carmes, 14.

E. LECROSNIER et BABÉ

LIBRAIRES-ÉDITEURS

Place de l'École-de-Médecine

1891

PUBLICATIONS DU *PROGRÈS MÉDICAL*

DE

# LA NÉVRITE RÉTROBULBAIRE

## CONSÉCUTIVE A L'INFLUENZA

PAR

## Le Dʳ ÉPERON

Médecin - oculiste à Lausanne ( Suisse ).

## PARIS

Aux Bureaux du PROGRÈS MÉDICAL

14, rue des Carmes, 14.

E. LECROSNIER et BABÉ

LIBRAIRES-ÉDITEURS

Place de l'École-de-Médecine

1891

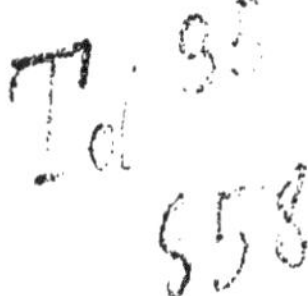

DE

# LA NÉVRITE RÉTROBULBAIRE

## CONSÉCUTIVE A L'INFLUENZA

---

Cette mémorable épidémie a fait tant parler d'elle qu'on a fini par être lassé de tout ce bruit et bien aise quand il a cessé. Aussi pourra-t-il paraître ennuyeux à bien des lecteurs du *Progrès* que l'on revienne encore sur ce chapitre. Mon excuse sera dans le fait que la complication que je signale a été l'une des plus tardives à se manifester, et, j'ajouterai, l'une des plus graves. C'est une véritable flèche de Parthe lancée à quelques malades et à leur médecin par cette maladie infectieuse.

Je ne fatiguerai pas mes lecteurs par une énumération nouvelle et détaillée des complications oculaires qui ont accompagné l'influenza. Presque toutes les maladies comprises dans les cadres de la pathologie oculaire, et observées durant l'épidémie, ont été attribuées à cette dernière, quelquefois à tort, mais aussi à juste titre, pensé-je, dans la grande majorité des cas. Qu'il me suffise de rappeler la *blépharite phlegmoneuse* (Landolt), — les diverses formes de *conjonctivite*, observées par tous les médecins, — *l'épisclérite* (Wicherkiewicz), — *l'herpès cornéen*, ou sa forme plus compliquée, la *kératite dendritique* (Valude, Hirschberger, Sattler, Adler, Eversbusch, Bayer, Rosenzweig), — la *kératite ulcéreuse simple* ou *suppurative* (Galezowski, Adler), — la *ténonite* (Fuchs), — l'*iritis simple* (Adler) ou *purulente* (Hosch), l'*hyalite simple* (Eversbusch) ou *suppurée* (Hosch), — le *glaucome aigu* (Adler, Eversbusch, Eperon), — la *choroïdite suppurée* (Eversbusch), — la *paralysie de l'accommodation* (Bergmeister, Wicherkiewicz, Gorecki), — *du droit externe* (Valude), — la *migraine ophtalmique* (Parent, Vignes, Galezowski), — enfin des *névralgies*, signalées par presque tous les auteurs, portant sur les divers rameaux de la 5e paire qui se distribuent à la région de l'œil. Ces névralgies étaient sans doute attribuables à quelque lésion infectieuse de ces rameaux nerveux, qui n'a peut-être pas été pour rien dans la production de ces nombreuses maladies, en affaiblissant la résistance des tissus oculaires.

L'immense majorité des cas mentionnés plus haut étaient plutôt de nature bénigne et se sont terminés par la guérison. Si l'on excepte le cas de ténonite suppurée, observé par Sattler, et qui a fini par la phtisie de l'œil, ainsi que les cas d'hyalite suppurée (Hosch) et de choroïdite suppurée (Eversbusch), qui ont eu sans doute la même issue, ils étaient tous accessibles à un traitement prompt et efficace, d'autant plus qu'ils étaient d'un diagnostic facile.

Il n'en est pas de même d'une affection beaucoup plus insidieuse dans sa marche et beaucoup plus grave dans ses conséquences, la *névrite rétrobulbaire*, ou inflammation du nerf optique en arrière du globe de l'œil, dans la partie du trajet de ce nerf comprise entre le trou optique et la papille. Je crois d'autant plus nécessaire d'attirer l'attention sur ce sujet que je ne l'ai vu nulle part traité par un auteur français.

D'après les rares données bibliographiques que j'ai pu rassembler, cette affection ne paraît pas avoir été fréquente. Je crois toutefois que ce n'est là qu'une apparence, la maladie ne s'étant souvent annoncée au patient que plusieurs semaines après son début, par une diminution plus ou moins accentuée de la vision, et n'ayant été diagnostiquée qu'à ce moment-là par l'oculiste, alors qu'elle s'était déjà transformée en une atrophie plus ou moins complète des nerfs optiques. Pour ma part, dans une clientèle d'étendue moyenne, j'ai eu la malechance de tomber sur six de ces cas, dont cinq aussi sûrement attribuables à l'influenza que les maladies plus haut mentionnées. Il ne me paraît pas possible que la plupart de mes confrères spécialistes n'aient pas vu également un certain nombre de cas de ce genre, dans une période plus ou moins tardive après l'épidémie.

J'ai dit que je n'avais vu nulle part ce sujet traité par un auteur français. Je ne puis, en effet, ranger sous mon titre les cas d' « amblyopie » et de « dyschromatopsie » relatés par M. Gorecki (1), ces termes n'étant pas suffisamment précisés par d'autres renseignements de l'auteur. Un autre cas, observé par M. Sedan (2), de cécité survenue subitement chez un jeune garçon de 7 ans et demi, au début de l'influenza, et guérie 24 heures plus tard avec la même soudaineté, me paraît devoir être mis sur le compte d'une migraine ophtalmique particulièrement intense, bien qu'une névrite rétrobulbaire très aiguë puisse aussi produire une cécité complète et très rapide.

Le premier qui ait attiré l'attention sur ce sujet est M. Bergmeister (3), qui, en février de cette année, entretint la *Société viennoise de médecine* de deux malades observés par lui, atteints d'une forte amblyopie, l'un aux deux yeux, l'autre d'un côté seulement, et cela à la suite de l'influenza. Dans ce travail déjà, et malgré le petit nombre d'observations, nous trouvons presque tous les traits caractéristiques de la névrite rétrobulbaire par maladie infectieuse : début par des douleurs céphaliques, diminution progressive, plus ou moins rapide, de l'acuité visuelle, tantôt avec scotome central et intégrité du champ visuel périphérique, tantôt, au contraire, avec rétrécissement de ce dernier, lésions ophtalmoscopiques au début nulles, ou consistant seulement en une légère papillite, lorsque l'extrémité oculaire du nerf optique est atteinte par l'inflammation ; plus tard, atrophie simple ou névritique de la papille. Partant de ces faits, M. Bergmeister diagnostiquait avec

---

(1) Gorecki. — *Rec. d'Opht.*, 1890, n° 1, p. 46.
(2) Sedan. — *Ibid.*, n° 3, p. 137.
(3) Bergmeister. — *Wien. klin. Wochenschr.*, 1890, n° 11.

raison une névrite rétrobulbaire aiguë, de nature infectieuse, semblable à celle que l'on observe dans le cours ou la convalescence d'autres maladies zymotiques, comme la fièvre typhoïde, la diphtérie, les fièvres éruptives, etc.

Ces deux observations de M. Bergmeister (1) furent suivies de deux autres analogues de M. Landsberg (2), et d'une troisième de M. Remak (3). Je relèverai plus loin les quelques particularités que présentent ces trois observations, en parlant du pronostic et du traitement.

Pour mon compte, j'ai eu, comme je l'ai dit, la mauvaise chance d'être appelé à traiter six cas de ce genre à une période plus ou moins avancée, et en général trop tard, alors que l'atrophie des nerfs optiques s'était déjà produite avec ses conséquences irrémédiables. Voici, succinctement relatées, ces six observations.

OBS. I. — M. B.....d, âgé de 36 ans, fort bien portant d'ailleurs, vient me consulter le 16 avril 1890. Son œil gauche est

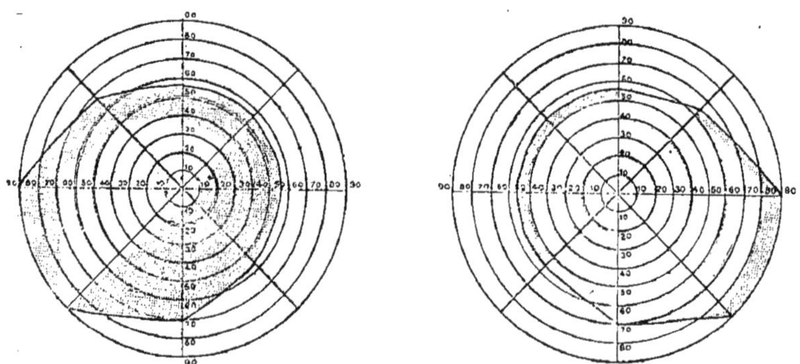

Fig. 1. — Champ visuel. Légende. — O. *gauche* ; V = 1/1,000. — O. *droit* : V = 3/30. — Chromatopsie centrale: Bleu : 2/50 ; — Jaune : 1/50 ; — Vert = 0 ; — Rouge = 0. — C = 0.

presque aveugle (V = 1/1,000, champ visuel considérablement rétréci dans toutes les directions); l'œil droit a encore une


(1) Bergmeister. — *Wien, klin. Wochenschr.*, 1890, n° 11.
(2) Landsberg, — *Centralbl. f. Augenheilk.*, 1890, mai, p. 141.
(3) Remak. — *Ibidem*, juillet, p. 201.

vision de 1/15 (1) à peine. Le champ visuel de cet œil est légèrement rétréci, mais présente surtout un scotome central assez étendu, dans le domaine duquel le rouge n'est pas reconnu. Achromatopsie complète pour le vert. On pourrait diagnostiquer ici, à première vue, une amblyopie toxique, d'autant plus que le malade avoue quelques excès antérieurs de tabac et d'alcool, si l'état de l'œil gauche et le rétrécissement commençant du champ visuel de l'œil droit n'indiquaient une affection malheureusement beaucoup plus grave des nerfs optiques. L'ophtalmoscope lève les derniers doutes en révélant une atrophie avancée des papilles. Aucun symptôme tabétique.

L'anamnèse m'apprend que M. B. a senti sa vue, autrefois excellente, diminuer rapidement aux deux yeux il y a environ 3 mois, c'est-à-dire en janvier, après une attaque d'influenza se manifestant surtout par une forte céphalalgie. M. B. s'est fait soigner aussitôt, dit-il, par un spécialiste ; mais pas plus le traitement très rationnel qui a été institué que celui que j'entreprends à nouveau ne parvient à enrayer l'atrophie progressive des nerfs optiques, et ce malheureux est presque complètement aveugle au bout de deux mois.

Obs. II. — M<sup>me</sup> P....t, 35 ans, d'une bonne santé également, me consulte le 3 juillet. Il y a 5 semaines, elle s'est aperçue,

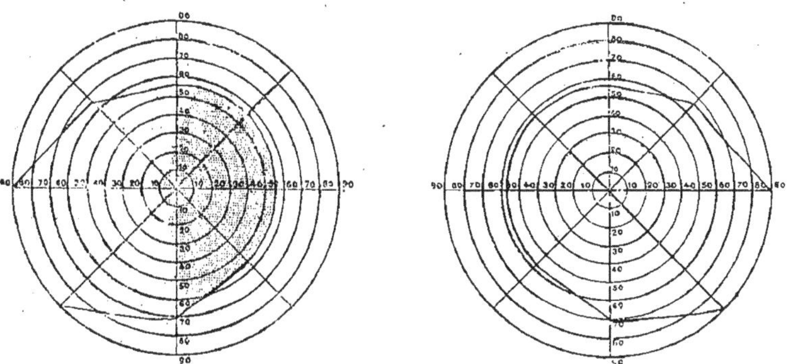

Fig. 2. — Champ visuel. Légende. — *O. gauche* : V = 1/150. — *O. droit* : M = 0,75 ; V = 1 — C = 1.

par hasard, qu'elle ne voyait presque plus de l'œil gauche. Cet œil n'a, en effet, qu'une vision de 1/150. Quant au champ

---

(1) Il est superflu d'ajouter que l'acuité indiquée dans ces observations est celle obtenue après correction des vices de réfraction existants.

visuel, toute sensation lumineuse est abolie sur sa moitié nasale. Le scotome présente la forme d'un secteur à sommet situé en dehors du point de fixation, à côtés dirigés à peu près verticalement en haut et en bas, et d'une ouverture de 160 degrés environ. A l'ophtalmoscope, légère décoloration de la papille. L'œil droit est normal de tous points.

M^me P. ne peut indiquer aucune cause appréciable de sa maladie. Elle dit n'avoir pas eu l'influenza ; mais, quelques jours durant l'épidémie, elle a eu des maux de tête. Je n'hésite pas à rapporter à cette époque le début de l'affection du nerf optique gauche, affection qui, heureusement unilatérale, n'a pas été remarquée immédiatement.

Comme dans le cas précédent, le traitement suivi n'a eu aucun résultat.

Obs. III. — M^me R....d, âgée de 40 ans, se présente chez moi le 2 avril. Son œil droit est complètement aveugle. Son œil gauche possède encore une acuité de 4/10, mais qui, au dire de la malade, diminue rapidement. Le champ visuel de cet œil ne paraît pas être rétréci. A l'ophtalmoscope, atrophie de la papille droite, décoloration manifeste de la papille gauche.

M^me R. raconte que la vue de son œil droit s'est éteinte *en une seule nuit*, pendant l'épidémie d'influenza, avec accompagnement d'une forte céphalalgie. A partir de cette époque, la vision a diminué progressivement à l'œil gauche. La santé générale de cette femme est défectueuse ; son visage est pâle et bouffi ; elle souffre de gastralgies, sans toutefois d'autres symptômes d'ulcère ; à l'examen des urines, je constate de la phosphaturie.

Malgré tous mes efforts, la vision restante à l'œil gauche baisse rapidement, jusqu'à se réduire à une faible sensation lumineuse dans l'espace de 3 semaines.

Obs. IV. — M^lle C.....s, âgée de 19 ans. Premier examen le 9 juillet. L'œil gauche est normal. Quant à l'œil droit, autrefois bon, il n'a qu'une acuité de 2/10, sans amélioration par les verres. Le champ visuel est légèrement rétréci concentriquement, surtout à un faible éclairage. A l'ophtalmoscope, fond normal.

Cette jeune malade a souffert, depuis l'influenza, de céphalalgie assez intense, parfois rémittente, qui a disparu à peu près complètement depuis quelque temps, mais qui se reproduit encore parfois, du côté gauche. Elle ne présente aucun stigmate hystérique.

Le traitement, qui a consisté surtout en dérivatifs et en injections de strychnine, a produit une légère amélioration de l'acuité à gauche, qui est maintenant de 4/10, mais paraît vouloir rester stationnaire, de même que le champ visuel. L'as-

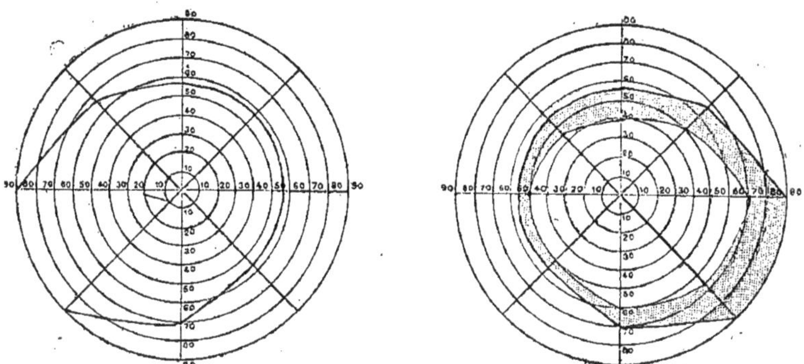

*Fig.* 3. — Champ visuel. Légende. — *O. gauche :* E. V = 1. — *O.' droit¹:* E. V = 0,2.

pect ophtalmoscopique, trois mois après le premier examen, était demeuré normal.

OBS. V. — M. F...e, âgé de 40 ans. J'ai eu l'occasion d'observer ce malade conjointement avec mon éminent confrère, M. le Dʳ Dufour, qui avait été consulté en premier lieu. La première fois que je l'ai examiné, soit le 12 juillet, l'œil gauche avait une acuité de 1/100 ; son champ visuel présentait un scotome central, de forme irrégulière, et un scotome périphérique comprenant environ le tiers supérieur du champ visuel. L'œil droit

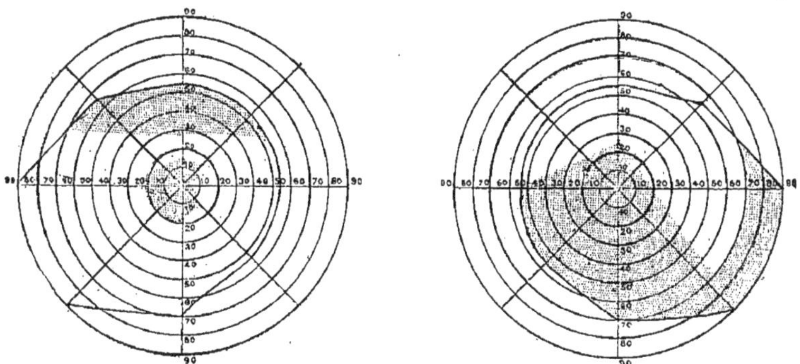

*Fig.* 4. — Champ visuel. Légende. — *O. gauche:* M. 3 (?). V = 1/100, — *O. droit :* M. 3 (?). V = 1/1,000.

encore plus atteint, n'avait qu'une acuité de 1/1000 ; quant à son champ visuel, il n'en existait plus, pour ainsi dire, qu'un

lambeau excentrique à la partie supérieure, en forme de crois-
sant irrégulier. La vision centrale était totalement abolie. A
l'ophtalmoscope, décoloration des papilles, surtout prononcée
sur la moitié temporale, qui présente un aspect tout à fait
atrophique.

Les renseignements fournis, soit par M. le D<sup>r</sup> Dufour, soit
par le malade lui-même, mettaient hors de doute l'origine
caractéristique de la maladie : M. F..., durant l'épidémie d'influenza, avait été pris d'une céphalalgie violente et persistante ;
puis il avait senti sa vue et même son ouïe diminuer rapidement. L'ouïe était redevenue normale ; mais la vue, malgré
les soins habiles qui lui avaient été donnés, n'avait fait que
décliner jusqu'au point que j'ai décrit tout à l'heure. Jamais
aucun symptôme tabétique.

J'ai revu ce malade il y a quelque temps. Chose singulière,
l'acuité de son œil droit s'était légèrement relevée, tandis que
celle de l'œil gauche était devenue presque nulle. En somme,
il reste dans un état voisin de la cécité.

Obs. VI. — Ce dernier cas me paraît particulièrement intéressant en ce que nous y voyons, me semble-t-il, d'une façon
très nette, la prédisposition des nerfs optiques, déjà atteints par
une lésion antérieure, à subir de nouveau l'effet fâcheux du
virus de l'influenza. Il concerne une dame B...r, âgée de 54 ans.
Cette personne m'avait déjà consulté le 12 novembre 1889, soit
environ deux mois avant le début de l'épidémie dans notre
eontrée, pour une légère diminution de sa vue. J'avais constaté,
aux deux yeux, une acuité de 7/10, avec champ visuel sen-
siblement normal. A l'ophtalmoscope, la papille présentait
l'aspect caractéristique, quoique peu prononcé, de l'atrophie
névritique consécutive aux hémorrhagies graves : pâleur uni-
forme du disque optique, avec effacement de ses contours et
disparition du dessin de la lame criblée, léger trouble blan-
châtre de la rétine adjacente, épaississement de la gaine des
vaisseaux centraux. La malade, sur mon interrogatoire,
m'apprit, en effet, qu'elle avait eu autrefois un évanouissement
à la suite d'une hémorrhagie soi-disant intestinale, dont je n'ai
pu préciser la nature. Je la soumis aussitôt à un traitement
par les injections de strychnine, et, au bout de trois semaines,
sa vision était redevenue normale. L'aspect ophtalmoscopique
était resté le même.

Le 1<sup>er</sup> juillet, cette année, elle revint chez moi avec un œil
gauche aveugle, distinguant seulement le jour de la nuit, et un
œil droit pourvu encore d'une acuité de 3/10. Champ visuel rétréci concentriquement aux deux yeux, mais beaucoup moins à

droite qu'à gauche. A l'ophtalmoscope, atrophie plus prononcée
à gauche ; à droite, papille dans le même état qu'autrefois. La
vue avait recommencé à baisser rapidement, avec maux de

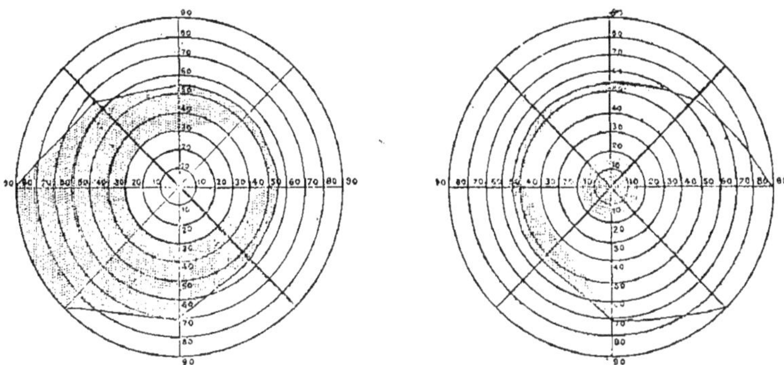

Fig. 5, — Champ visuel. Légende. — *O. gauche :* V = $\frac{1}{8}$. —
*O. droit :* H, 0,75. — V = 0,3. — C = O. — Chromatopsie centrale : Bleu = 0,5 ; — Jaune = 0,3 ; — Vert = 0,3 ; — Rouge = 0,3.

tête, depuis le mois de janvier. Je repris les injections de
strychnine, qui, en 12 jours, ramenèrent l'acuité de l'œil droit
à 8/10, et celle de l'œil gauche à 1/100. Mais cet heureux résultat ne s'est pas maintenu : il y a trois semaines, l'acuité à
gauche était de nouveau nulle, à droite, de 2/10 seulement ; il
est vrai que le traitement n'avait pas été suivi avec régularité.
Je n'ai pas revu la malade depuis.

Je conviens que, dans ce cas, l'atrophie progressive
des nerfs optiques peut être mise entièrement sur le
compte de la névrite post-hémorrhagique. Cependant,
vu la marche lente de l'affection à son début, et son
cours précipité à la suite de l'épidémie, je ne puis
m'empêcher de croire que cette dernière a été pour
quelque chose dans la fâcheuse tournure qu'a prise
chez cette malade une affection qui paraissait, en
somme, curable.

Ces observations confirment, en les complétant, les
intéressantes publications de MM. Bergmeister, Landsberg et Remak. Dégageons rapidement les traits prin-
cipaux qui ressortent de ces faits réunis.

L'opinion de M. Bergmeister se trouve corroborée :
il s'agit, sans nul doute, dans tous ces cas, d'une névrite optique rétrobulbaire, le plus souvent bilatérale,

à début généralement rapide, d'intensité plus ou moins considérable, à marche subaiguë, à issue malheureusement funeste dans la plupart des cas. Tous ces caractères se retrouvent dans la névrite rétrobulbaire des maladies infectieuses, typhus, variole, rougeole, diphtérie, etc. (1).

Le *début* de cette névrite est invariablement marqué par des douleurs céphaliques, localisées surtout dans les nerfs orbitaires et périorbitaires, mais pouvant s'étendre à toute la calotte cranienne, surtout si l'affection est bilatérale. Ces douleurs sont toujours assez intenses, continuelles, parfois assez violentes pour empêcher tout sommeil. Leur durée, soit dit en passant, peut comprendre des semaines et des mois, surtout si aucun traitement n'intervient. Ces douleurs sont dues très probablement au fait que le processus inflammatoire ne se localise jamais exclusivement au nerf optique ou à sa gaine, mais envahit simultanément les nerfs sensitifs intraorbitaires. M. Remak a même observé, chez son malade, conjointement avec cette céphalalgie, des crampes dans les extrémités, qu'il attribue à une irritation méningée.

Cette céphalalgie ne peut toutefois se différencier nettement des névralgies banales observées si souvent dans le cours de l'influenza, sans participation des nerfs optiques. Le symptôme capital, pour éclairer le diagnostic, symptôme que le malade peut accuser spontanément, mais parfois trop tard, et qu'il importe de rechercher à ses débuts, c'est la *diminution de l'acuité visuelle centrale*, plus rarement des *scotomes périphériques*. Les fibres maculaires des nerfs optiques sont, en effet, presque toujours intéressées en pareil cas, le plus souvent en premier lieu, et c'est là ce qui constitue surtout le danger de la névrite rétrobulbaire infectieuse, bien plus que la participation des autres faisceaux du nerf optique destinés à la périphérie

---

(1) J'ai observé dernièrement encore un cas absolument semblable d'atrophie névritique complète, heureusement monoculaire, chez un jeune homme vigoureux, à la suite d'une *scarlatine*.

de la rétine, et dont les lésions, variables suivant les cas, se traduisent par des scotomes périphériques de forme et de grandeur variables, comme le montrent les schémas ci-dessus.

Je n'insiste pas sur ces *mensurations du champ visuel*, qui intéressent surtout les ophtalmologistes, et qui, le plus souvent, ne se font qu'à une époque plus ou moins éloignée du début de la maladie, alors qu'elle est généralement incurable. Je me borne à dire qu'un examen au moins sommaire du champ visuel devra toujours être pratiqué le plus tôt possible, les fibres extra-maculaires pouvant être atteintes en premier lieu : il existera alors un rétrécissement périphérique du champ visuel, sans diminution de la vision centrale. Ce fait se produit notamment lorsque le siège de l'inflammation est localisé près du trou optique, à l'endroit où les fibres maculaires sont encore comprises dans l'épaisseur du tronc et non pas immédiatement sous la gaine, comme à partir de l'entrée des vaisseaux centraux jusqu'à la papille.

Je m'étendrai encore moins sur l'*examen ophtalmoscopique*, attendu que ce n'est que dans la minorité des cas qu'il permettra de constater une légère papillite. Son rôle est surtout de nous révéler l'atrophie descendante de la papille, plus ou moins tardive, consécutive à la névrite rétrobulbaire ; mais cette donnée est malheureusement sans grand résultat pratique. Bien entendu, je ne veux pas dire par là que cet examen doive jamais être négligé dans aucun cas suspect.

La *réaction pupillaire* fournira également des renseignements utiles, quoique d'une importance secondaire. Inutile de dire qu'elle devra être examinée à chaque œil isolément. Elle sera, en tout cas, paresseuse dès que les fonctions du nerf optique auront souffert d'une façon notable. Je n'ai constaté, durant l'influenza, aucune altération pupillaire indépendante d'une affection du fond de l'œil ou du nerf optique, et je n'ai trouvé non plus aucun cas de ce genre signalé dans la littérature.

Avant d'aborder l'étude du pronostic, on peut se demander s'il existe, chez les personnes atteintes, une *prédisposition* à la névrite rétrobulbaire, prédisposition qui pourrait mettre d'avance le médecin sur ses gardes. Les auteurs que j'ai cités n'ont pas traité ce point, et je ne trouve rien dans leurs observations qui puisse nous éclairer à ce sujet. Quant à mes malades, je ferai remarquer que, à part M. B., qui avait commis des excès de tabac et d'alcool, M^me R. et M^me B., qui pouvaient être suspectes d'ulcère gastrique, rien dans les antécédents personnels ou héréditaires ne pouvait avoir contribué à les rendre particulièrement aptes à contracter la maladie en question.

Le *pronostic* de la névrite rétrobulbaire due à l'influenza, à en juger du moins par les cas de M. Bergmeister et les miens, est des plus graves. Seul M. Landsberg a eu la chance de tomber sur deux malades dont le traitement a été de quelque efficacité. Celui de M. Remak, après une amélioration temporaire, eut une rechute avec nouveaux accès de céphalalgie. Son sort ultérieur nous est inconnu. Quant à moi, je n'ai obtenu d'amélioration persistante, quoique légère, que dans un seul de mes cas. Cela tient-il à ce que la maladie est par elle-même incurable, ou à ce que le médecin intervient trop tard ? C'est ce que nous allons tenter d'éclaircir en parlant du *traitement* (1).

Nous ne trouvons, à ce sujet, aucune indication quelconque dans le travail de M. Bergmeister. Il a vu ses malades un temps assez long, quelques semaines après le début de leur névrite, et il ne dit pas un mot de thérapeutique.

M. Landsberg n'a commencé à soigner son premier malade que six semaines environ après l'apparition des premiers symptômes. Le traitement a consisté en injections de pilocarpine, et a produit, en dix jours, une guérison presque complète. Détail qui a son importance, l'aspect ophtalmoscopique était normal. — Sa seconde malade, âgée de 24 ans, atteinte seulement à l'œil droit (examen ophtalmoscopique non noté), soignée seulement deux mois après le début de son mal, a vu son

---

(1) Voir plus loin la note, à la fin de l'article.

état s'améliorer notablement sous l'influence d'injections de strychnine.

Le malade de M. Remak, dont l'âge n'est pas indiqué, atteint aux deux yeux, a été traité deux mois après que sa vue avait commencé à diminuer, alors qu'il s'était déjà produit une « décoloration grisâtre manifeste » des papilles, au moyen d'iodure de potassium, de laxatifs et d'injections de strychnine. L'issue de ce cas reste douteuse.

Tous mes cas se sont présentés à moi tardivement, au plus tôt deux mois après le début du mal. Chez quatre d'entre eux existait déjà une atrophie prononcée des papilles. Aussi ne puis-je être surpris si mon traitement, qui a consisté en dérivatifs (vésicatoire à la tempe ou petit séton à la nuque, laxatifs), en injections de pilocarpine et de strychnine, iodure de potassium (2 à 3 grammes par jour), et en galvanisation, n'ait produit aucun résultat. Seule la malade de l'obs. IV, âgée de 19 ans, atteinte seulement à droite et d'une façon légère, a retiré quelque bénéfice des injections de strychnine.

Le malade que j'ai eu l'honneur de voir avec M. Dufour avait été soumis à l'iodure de potassium, aux injections de strychnine et à la galvanisation, également sans succès. Mais, si je me souviens bien, ce malade doit avoir perdu aussi un temps précieux avant d'avertir son médecin de la diminution de sa vue, qu'il mettait avec raison en rapport avec sa céphalalgie, mais en se figurant faussement que cette amblyopie serait passagère.

Le résultat de cette petite enquête me fournira la conclusion de mon article, en même temps qu'il a été le motif qui m'a engagé à l'écrire. Je voudrais, en effet, attirer l'attention de mes confrères non spécialistes, qui, en temps d'épidémie, sont appelés à voir une quantité trop considérable de malades pour pouvoir faire un examen approfondi de tous les organes, sur une manifestation morbide moins bruyante, mais souvent plus dangereuse que celles qui sont l'objet de leurs soins dévoués. Dans la forme dite nerveuse de l'influenza (et d'autres maladies infectieuses), qu'ils prennent garde tout particulièrement aux modifications qui pourraient se produire du côté de la vision, même de chaque œil isolément. Sans garantir que le traitement d'une névrite rétrobulbaire fût toujours infaillible, s'il était appliqué dès le début, je crois cependant que, dès l'apparition des troubles visuels combinés avec les douleurs céphaliques, une *dérivation* immédiate, sous forme d'émissions sanguines locales ou de vésicatoires à la tempe, suivant les cas, — la *diaphorèse* par les moyens usuels ou les injections de pilocarpine, — l'emploi de l'*iodure de potassium* à hautes doses (5 à 6 grammes par jour, en lavements suivant le conseil de M. de Wecker), —des *mercuriaux* (sublimé à l'intérieur, d'après les confrères anglais, ou cure de frictions, vantée par M. Hock, de Vienne), — l'*obscurité*, — peut-être l'administration de médicaments dont l'action sédative sur les nerfs périphériques est connue (antipyrine, morphine, quinine, arsenic, etc.), seraient, dans certains cas, à même de prévenir une des suites les plus cruelles de ces maladies, la cécité presque complète (1).

---

(1) Ce traitement m'a donné dernièrement une guérison complète dans un cas de névrite optique *récente*, consécutive à une périostite alvéolo-dentaire, avec propagation au tissu cellulaire de l'orbite. —Le manuscrit de cet article était déjà à l'imprimerie lorsque j'ai eu connaissance d'un travail intéressant et fort complet de M. le professeur Pflüger (de Berne) sur les *complications oculaires de l'influenza (Berlin. Klin. Wochenschr.*, 1890, n° 20). Dans ce travail figurent 4 cas de névrite rétrobulbaire *unilatérale* et 2 cas de *papillite*. Le traitement, qui a été institué généralement à temps, et qui a consisté surtout en diaphorétiques (salicylate de soude) et en injections de strychnine, a produit de très bons résultats dans 2 cas, douteux ou nuls dans les autres. J'ai appris, d'autre part, que le D<sup>r</sup> Delacroix (de Reims) a signalé, à la suite de l'influenza, « une aggravation très notable d'une amblyopie toxique déjà existante chez deux individus (V. *Revue d'Opht.*, 1890, n° 9, p. 418).